浙派中医丛书·原著系列第一辑

局方发挥

元·朱震亨 著

竹剑平 校注

全国百佳图书出版单位

中国中医药出版社

·北 京·

图书在版编目（CIP）数据

局方发挥 /（元）朱震亨撰；竹剑平校注 . —北京：中国中医药出版社，2021.8

（浙派中医丛书）

ISBN 978 - 7 - 5132 - 6973 - 5

Ⅰ . ①局…　Ⅱ . ①朱…　②竹…　Ⅲ . ①方书—中国—元代　Ⅳ . ① R289.347

中国版本图书馆 CIP 数据核字（2021）第 086052 号

中国中医药出版社出版

北京经济技术开发区科创十三街 31 号院二区 8 号楼

邮政编码　100176

传真　010-64405721

山东润声印务有限公司印刷

各地新华书店经销

开本 710×1000　1/16　印张 3.75　字数 39 千字

2021 年 8 月第 1 版　2021 年 8 月第 1 次印刷

书号　ISBN 978 - 7 - 5132 - 6973 - 5

定价　20.00 元

网址　www.cptcm.com

服 务 热 线　010-64405720

购 书 热 线　010-89535836

维 权 打 假　010-64405753

微信服务号　zgzyycbs

微商城网址　https://kdt.im/LIdUGr

官方微博　http://e.weibo.com/cptcm

天猫旗舰店网址　https://zgzyycbs.tmall.com

如有印装质量问题请与本社出版部联系（010-64405510）

《浙派中医丛书》组织机构

指导委员会

主 任 委 员 谢国建　肖鲁伟　范永升　柴可群

副主任委员 蔡利辉　胡智明　黄飞华　王晓鸣

委　　　员 郑名友　陈良敏　李亚平　程　林　赵桂芝

专 家 组

组　长 盛增秀　朱建平

副组长 肖鲁伟　范永升　连建伟　王晓鸣　刘时觉

成　员（以姓氏笔画为序）

　　　　王　英　朱德明　竹剑平　江凌圳　沈钦荣

　　　　陈永灿　郑　洪

项目办公室

办公室 浙江省中医药研究院中医文献信息研究所

主　任 江凌圳

副主任 庄爱文　李晓寅

《浙派中医丛书》编委会

总　序

　　浙江位居我国东南沿海，地灵人杰，人文荟萃，文化底蕴十分深厚，素有"文化之邦"的美誉。就拿中医中药来说，在其发展的历史长河中，历代名家辈出，著述琳琅满目，取得了极其辉煌的成就。

　　由于浙江省地域不同，中医传承脉络有异，从而形成了一批各具特色的医学流派，使中医学术呈现出百花齐放、百家争鸣的繁荣景象。其中丹溪学派、温补学派、钱塘医派、永嘉医派、绍派伤寒等最负盛名，影响遍及海内外。临床各科更是异彩纷呈，涌现出诸多颇具名望的专科流派，如宁波宋氏妇科和董氏儿科、湖州凌氏针灸、武康姚氏世医、桐乡陈木扇女科、萧山竹林寺女科、绍兴三六九伤科，等等，至今仍为当地百姓的健康保驾护航，厥功甚伟。

　　值得一提的是，古往今来，浙江省中医药还出现了为数众多的知名品牌，如著名道地药材"浙八味"，名老药店"胡庆余堂"等，更是名驰遐迩，誉享全国。由是观之，这些宝贵的学术流派和中医药财富，很值得传承与弘扬。

　　有鉴于此，浙江省中医药学会为发扬光大浙江省中医药学术流派精华，凝练浙江中医药学术流派的区域特点和学术内涵，由对浙江中医药学术流派有深入研究的浙江中医药大学原校长范永升教授亲自领衔，凝心聚力，集思广益，最终打出了"浙派中医"这面能代表浙江省中医药特色、优势和成就的大旗。此举，得到了浙江省委省政府、省卫健委和省中医药管理局的热情鼓励和大力支持。《中共浙江省委省人民政府关于促进中医药传承创新发展的实施意见》中提出要"打造'浙派中医'文化品牌，实施'浙派中医'传承创新工程，深入开展中医药文化推进行动计划。加强中医药传统文献研究，编撰'浙派中医'系列丛书"。浙江省中医药学会先后在省内各地多次举办有关"浙派中医"的巡讲和培训等学术活动，气氛热烈，形势喜人。

浙江省中医药研究院中医文献信息研究所为贯彻习近平总书记关于中医药工作的重要论述精神和浙江省委省政府《关于促进中医药传承创新发展的实施意见》，结合该所的专业特长，组织省内有关单位和人员，主动申报并承担了浙江省中医药科技计划"《浙派中医》系列研究丛书编撰工程"，省中医药管理局将其列入中医药现代化专项。在课题实施过程中，项目组人员不辞辛劳，在广搜文献、深入调研的基础上，按《浙派中医丛书》编写计划，分原著系列、专题系列、品牌系列三大板块，殚心竭力地进行编撰。目前首批专著即将付梓，我感到非常欣慰。

我生在浙江，长在浙江，在浙江从事中医药事业已经五十余年，虽然年近九秩，但是继承发扬中医药的初心不改。我十分感谢为首批专著出版付出辛勤劳作的同志们。专著的陆续出版，必将为我省医学史的研究增添浓重一笔；必将会对我省乃至全国中医药学术流派的传承和创新起到促进作用。我更期望我省中医人努力奋斗，砥砺前行，将"浙派中医"的整理研究工作做得更好，把这张"金名片"擦得更亮，为建设浙江中医药强省做出更大的贡献。

葛琳仪

写于辛丑年孟春

注：葛琳仪，国医大师、浙江中医学院原院长

前　言

　　"浙派中医"是浙江省中医学术流派的概称，是浙江省中医药学术的一张熠熠生辉的"金名片"。近年来，在上级主管部门的支持下，浙江省中医界正在开展规模宏大的浙派中医的传承和弘扬工作，根据浙江省卫生健康委员会、浙江省文化和旅游厅、浙江省中医药管理局印发的《浙江省中医药文化推进行动计划》（2019—2025年）的通知精神，特别是主要任务中打造"浙派中医"文化品牌——编撰中医药文化丛书，梳理浙江中医药发展源流与脉络，整理医学文献古籍，出版浙江中医药文化、"浙派中医"历代文献精华、名医学术精华、流派世家研究精华、"浙产名药"博览等丛书，全面展现浙江中医药学术与文化成就。根据这一任务，2019年浙江省中医药研究院中医文献信息研究所策划了《浙派中医丛书》（原著、专题、品牌系列）编撰工程，总体计划出书60种，得到浙江省中医药现代化专项的支持，立项（项目编号2020ZX002）启动。

　　《浙派中医丛书》原著系列指对"浙派中医"历代文献精华，特别是重要的代表性古籍，按照中华中医药学会2012年版《中医古籍整理规范》进行整理研究，包括作者和成书考证、版本调研、原文标点、注释、校勘、学术思想研究等，形成传世、通行点校本，陆续出版，尤其是对从未整理过的善本、孤本进行影印出版，以期进一步整理研究；专题系列指对"浙派中医"的学派、医派、中医专科流派等进行系统地介绍，深入挖掘其临床经验和学术思想，切实地做好文献为临床服务；品牌系列指将名医杨继洲、朱丹溪，名店胡庆余堂，名药浙八味等在浙江地域甚至国内外享有较高知名度的人、物进行整理研究编纂成书，突出文化内涵和打造文化品牌。

《浙派中医丛书》从2020年启动以来，得到了浙江省人民政府、浙江省卫生健康委员会、浙江省中医药管理局的大力支持，得到了浙江省内和国内对浙派中医有长期研究的文献整理研究人员的积极参与，涉及单位逾十家，作者上百位，一个共同的心愿，就是要把"浙派中医"这张"金名片"擦得更亮，进一步提高浙江中医药大省在海内外的知名度和影响力。

2020年，我们经历了新冠肺炎疫情，版本调研多次受阻，线下会议多次受到影响，专家意见反复碰撞，尽管任务艰巨，但我们始终满怀信心，在反复沟通中摸索，在不断摸索中积累，终于在春暖花开之际，原著系列第一辑刊印出版，为今后专题系列、品牌系列书籍的陆续问世开了一个好头。

科学有险阻，苦战能过关。只要我们艰苦奋斗，协作攻关，《浙派中医丛书》的编撰工程，一定能胜利完成，殷切期望读者多提宝贵意见和建议，使我们将这项功在当代，利在千秋的大事做得更强更好。

《浙派中医丛书》编委会

2021年4月

校注说明

　　朱震亨，字彦修，号丹溪翁，元代江浙行省婺州路义乌县赤岸村（今浙江省义乌市赤岸镇）人。朱氏生于元世祖至元十八年（1282）十一月二十八日，卒于元惠宗至正十八年（1358）六月二十四日，享年七十八岁。他是我国医学史上滋阴降火法的倡导者，其理论和实践对后世医学的发展影响很大，与刘河间、张子和、李东垣齐名，合称为"金元四大家"，他被推奉为"养阴派"的代表人物。

　　据《中国中医古籍总目》记载，《局方发挥》目前国内所见版本有单行本、丛书本两种。单行本有元刻本（分别藏镇江图书馆、上海中医药大学图书馆）、明嘉靖八年（1529）梅南书屋刻本、明吴兴嘉业堂刻本、日本万治二年（1659）村上勘兵卫刻本、日本元禄二年（1689）书肆武村新兵卫刻本、清光绪七年（1881）岭南云林阁刻本、清光绪三十三年（1907）京师医局刻《古今医统正脉全书》本、清江阴朱文震校刻本、1956年人民卫生出版社影印本等。丛书本有《东垣十书》《古今医统正脉全书》《丹溪全书十种》《续金华丛书》《丛书集成初编》《陈修园医书四十八种》《陈修园医书五十种》《陈修园医书六十种》《陈修园医书七十种》《陈修园医书七十二种》和《四库全书》。

　　此次整理以中国中医科学院图书馆所藏的明万历二十九年（1601）《东垣十书》步月楼梓行金陵蕴古堂百盛楼藏版博雅堂本为底本，以日本元禄二年（1689）书肆武村新兵卫刻本为主校本（简称元禄本），以明万历二十九年（1601）《古今医统正脉全书》本（简称正脉本）、清光绪二十六年（1900）《丹溪全书》本（简称全书本）为参校本，以《素问》《金匮要略》《伤寒论》《外台秘要》《和剂局方》《素问玄机原病式》《格致余论》《丹溪心法》《玉机微义》《医学纲目》《丹溪先生医学纂要》《脉因证治》为他校本。

按照中华中医药学会发布的《中医古籍整理细则》（2012 年）要求，此次整理校注《局方发挥》的主要方法说明如下：

1. 校勘采取"四校"（对校、本校、他校、理校）综合运用的方法，一般以对校、他校为主，辅以本校，理校则慎用之。

2. 底本与校本文字不一，若显系底本错讹而校本正确者，则据校本改正或增删底本原文，并出校记；如属校本有误而底本不误者，则不校注；若难以肯定何者为是，但以校本文义较胜而有一定参考价值，或两者文字均有可取需要并存者，则出校记，说明互异之处，但不改动底本原文。

3. 对难读难认的字，注明读音，一般采取拼音和直音相结合的方法标明之，即拼音加同音汉字；有些字无浅显的同音汉字，则只标拼音。

4. 对费解的字和词、成语、典故等，予以训释，用浅显的文句，解释其含义，力求简洁明了，避免烦琐考据。一般只注首见者，凡重出的，则不重复出注。

5. 异体字、古字、俗字直接改为通行简化字，不出注记。通假字保留原字，于首见处出注说明。

6. 原书引用他人论述，特别是引用古代文献，每有剪裁省略，凡不失原意者，一般不据他书改动原文；若引文与原意有悖者，则予以校勘。

7. 全书添加现行的标点符号，以利阅读。

8. 原书为繁体字竖排版，现改为简体字横排版，故凡指文字方位的"右"改为上，"左"改为"下"。

另在校注的基础上，撰写"校注后记"，对作者的生平著述、学术渊源和本书的学术思想等，做了详尽的考证和研讨。

限于我们的水平，编校中存在的缺点和错误，敬请同道指正。

校注者

2021 年 4 月

《和剂局方》之为书也，可以据证检方，即方用药，不必求医，不必修制，寻赎现成丸散，病痛便可安痊。仁民之意，可谓至矣！自宋迄今，官府守之以为法，医门传之以为业，病者恃之以立命，世人习之以成俗，然予窃有疑焉。何者？古人以神圣工巧言医。又曰：医者，意也。以其传授虽的①，造诣虽深，临机应变，如对敌之将、操舟之工，自非尽君子随时取②中之妙，宁无愧于医乎？今乃集前人已效之方，应今人无限③之病，何异刻舟求剑、按图索骥？冀其偶然中④，难矣！

或曰：仲景治伤寒，著一百一十三方；治杂病，著《金匮要略》曰二十有三门。历代名方，汗牛充栋，流传至今，明效大验，显然耳目。今吾子致疑于《局方》，无乃失之谬妄乎？

予曰：医之视病问证，已得病之情矣。然病者一身血气有浅深，体段有上下，脏腑有内外，时月有久近，形志有苦乐，肌肤⑤有厚薄，能⑥毒有可否，标本有先后，年有老弱；治有五方，令有四时；某药治某病，某经用某药；孰为正治、反治，孰为

---

① 的：确实，实在。
② 取：原作"反"，据元禄本改。
③ 限：原作"恨"，据元禄本改。
④ 偶然中：元禄本作"偶中也"。
⑤ 肌肤：元禄本作"资禀"。
⑥ 能：通"耐"。《淮南子·地形》："食水者善游能寒。"

君、臣、佐、使。合是数者，计较分毫；议方治疗，贵乎适中。今观《局方》，别无病源议论，止于各方条述证候，继以药石之分两，修制药饵之法度，而又勉其多服、常服、久服。殊不知一方通治诸病，似乎立法简便，广络原野，冀获一二^①，宁免许学士之诮乎？仲景诸方，实万世医门之规矩准绳也，后之欲为方圆平直者，必于是而取则焉。然犹设为问难，药作何应，处以何法。许学士亦曰：我善读仲景书而知其意，然未尝全用其方。《局方》制作，将拟仲景耶？故不揣荒陋，敢陈管见，倘蒙改而正诸，实为医道之幸。今世所谓风病，大率与诸痿证混同论治，良由《局方》多以治风之药通治诸痿也。古圣论风、论痿，各有篇目，源流不同，治法亦异，不得不辨。按《风论》，风者，百病之长，至其变化，乃为他病。又曰善行数变，曰因于露风，曰先受邪，曰在腠理，曰客，曰入，曰伤，曰中，历陈五脏与胃之伤，皆多汗而恶风。其发明风邪系外感之病，有脏腑、内外、虚实、寒热之不同，若是之明且尽也，别无瘫痪、痿弱、卒中、不省、僵仆、喎斜、挛缩、眩晕、语涩、不语之文。新旧所录治风之方凡^②十道，且即至宝丹、灵宝丹论之，曰治中风不语，治中风语涩。夫不语与语涩，其可一例看乎？有失音不语，有舌强不语，有神昏不语，有口噤不语；有舌纵语涩，有舌麻语涩。治大肠风秘，秘有风热，有风虚，曾谓一方可通治乎？又曰：治口鼻血出^③。夫口鼻出血，皆是阳盛阴虚，有升无降，血随气上，越出上

---

①二：元禄本作"兔"。

②凡：疑为"九"之误。按《和剂局方》目录，旧录方三十九道，绍兴新添方十三道，宝庆新增方八道，淳祐新添方五道，吴直阁增名方八道，续添经验方十六道，合计八十九道。云"九十"，大约数。

③血出：正脉本作"出血"。

窍。法当补阴抑阳，气降则血归经，岂可以轻扬飞窜之脑、麝，佐之以燥悍之金石乎？又曰：治皮肤燥痒。经曰：诸痒为虚。血不荣肌腠，所以痒也。当与滋补药以养阴血，血和肌润，痒自不作。岂可以一十七两重之金石，佐以五两重之脑、麝、香、桂，而欲以一两重之当归和血，一升之童便活血，一升之生地黄汁生血？夫枯槁之血，果能和而生乎？果能润泽肌肉之干瘦乎？又曰：治难产死胎，血脉不行，此血气滞病也。又曰：治神昏^①恍惚，久在床枕，此血气虚弱也。夫治血以血药，治虚以补药，彼燥悍香窜之剂，固可以劫滞气，果可以治血而补虚乎？润体丸等三十余方，皆曰治诸风，治一切风，治一应风，治男子^②三十六种风，其为主治甚为浩博，且寒热虚实，判然迥别，一方通治，果合经意乎？果能去病乎？龙虎丹、排风汤俱系治五脏风，而排风又曰风发，又似有内出之意。夫病既在五脏，道远而所感深，一则用麻黄三两以发其表，一则用脑、麝六两以泻其卫，而谓可以治脏病乎？借曰：在龙虎则有寒水石一斤以为镇坠，在排风则有白术、当归以为补养，此殆与古人辅佐因用之意合。吁！脏病属里，而用发表泻卫之药，宁不犯诛伐无过之戒乎？宁不助病邪而伐根本乎？骨碎补丸治肝肾风虚，乳香宣经丸治体虚，换腿丸治足三阴经虚，或因感风而虚^③，因虚而感风。既曰体虚、肝肾虚、足三阴经虚，病非轻小，理宜补养，而自然铜、半夏、威灵仙、荆芥、地龙、川楝、乌药、防风、牵牛、灵脂、草乌、羌活、石南、天麻、南星、槟榔等疏通燥疾之药，居补剂之太半，

---

① 昏：元禄本作"魂"。

② 男子：《和剂局方》作"男女"。

③ 感风而虚：原作"风而虚感"，据元禄本乙转。

果可伤以补虚乎？七圣散之治风湿流注，活血应痛丸之治风湿客肾经，微汗以散风，导水以行湿，仲景法也。观其用药，何者为散风，何者谓行湿，吾不得而知也。三生饮之治外感风寒，内伤喜怒，或六脉沉伏，或指下浮盛，及痰厥气虚，大有神效。治外感以发散，仲景法也；治内伤以补养，东垣法也，谁能易之？脉之沉伏、浮盛，其寒热、表里、虚实之相远，若水火然，似难同药。痰厥因于寒，或能成功，血气虚者，何以收救。已上诸疑，特举其显者耳！若毫分缕析，更仆未可尽也。姑寘^①之忘言。

或曰：吾子谓《内经·风论》主于外感，其用麻黄、桂枝、乌、附辈，将以解风寒也；其用脑、麝、威灵仙、黑牵牛辈，将以行凝滞也。子之言过矣。

予应之曰：风病外感，善行数变，其病多实少虚，发表行滞，有何不可？治风之外，何为又历述神魂^②恍惚、起便须人、手足不随、神志昏愦、瘫痪軃曳^③、手足筋衰、眩晕倒仆、半身不遂、脚膝缓弱、四肢无力、颤掉拘挛、不语、语涩、诸痿等证，悉皆治之？考诸《痿论》，肺热叶焦，五脏因而受之，发为痿躄。心气热生脉痿，故胫纵不任地；肝气热生筋痿，故宗筋弛纵；脾气热生肉痿，故痹而不仁；肾气热生骨痿，故足不任身。又曰：诸痿皆属于上。谓之上者，指病之本在肺也。又曰昏惑，曰瘈疭，曰瞀闷，曰瞀昧，曰暴病，曰郁冒，曰矇昧，曰暴喑，曰瞀瘈，皆属于火。又曰四肢不举，曰舌本强，曰足痿不收，曰痰涎

---

① 寘（zhì 置）：同"置"，安排，放置。
② 魂：正脉本作"昏"。
③ 軃（duǒ 朵）曳：弛缓无力。

有声，皆属于土。又《礼记》注曰：鱼肉，天产也，以养阳作阳德，以为倦怠，悉是湿热内伤之病，当作诸痿治之。何《局方》治风之方，兼治痿者，十居其九？不思诸痿皆起于肺热，传入五脏，散为诸证。大抵只宜补养，若以外感风邪治之，宁免实实虚虚之祸乎？

或曰：经曰，诸风掉眩，皆属于肝；诸暴强直，皆属于风。至于掉振不能久立，善暴僵仆，皆以为木病。肝属木，风者，木之气。曰掉，曰掉振，非颤掉乎？曰眩，非眩晕乎？曰不能久立，非筋衰乎？非缓弱无力乎？曰诸暴强直，非不随乎？曰善暴僵仆，非倒仆乎？又曰瞀闷，曰瞀昧，曰暴病，曰郁冒、矇昧、暴暗，曰瞀瘛，与上文所谓属肝、属风、属木之病相似，何为皆属于火？曰舌本强，曰痰涎有声，何为皆属于土？《痿论》俱未尝言及，而吾子合火、土二家之病，而又与倦怠并言，总作诸痿治之，其将有说以通之乎。

予应之曰：按《原病式》曰，风病多因热甚。俗云风者，言末而忘其本也。所以中风而有瘫痪诸证者，非谓肝木之风实甚而卒中之也，亦非外中于风，良由将息失宜，肾水虚甚，则心火暴盛，水不制火也。火热之气怫郁，神明昏冒，筋骨不用，而卒倒无所知也。亦有因喜、怒、思、悲、恐五志过极而卒中者，五志过热甚故也。又《原病式①》曰：脾之脉，连舌本，散舌下。今脾脏受邪，故舌强。又河间曰：胃②膈热甚，火气炎上，传化失常，故津液涌而为痰涎潮上。因其稠黏难出，故作声也。一以属脾，

---

① 式：原无，据元禄本补。
② 胃：原作"谓"，据元禄本和《素问玄机原病式》改。

一以为胃，热谓之属火与土，不亦宜乎？虽然岐伯、仲景、孙思邈之言风，大意似指外邪之感；刘河间之言风，明指内伤热证，实与《痿论》所言诸痿生于热相合。外感之邪，有寒热虚实，而挟寒者多；内伤之热，皆是虚证，无寒可散，无实可泻。《局方》本为外感立方，而以内伤热证混①同出治，其为害也，似非细故。

或曰：风分内外，痿病因热，既得闻命矣。手阳明大肠经，肺之腑也；足阳明胃经，脾之腑也。治痿之法，取阳明一经，此引而未发之言，愿明以告我。

予曰：诸痿生于肺热。只此一句，便见治法大意。经曰：东方实，西方虚，泻南方，补北方。此固是就生克言补泻，而大经大法②不外于此。东方木，肝也；西方金，肺也；南方火，心也；北方水，肾也。五行之中，惟火有二。肾虽有二，水居其一。阳常有余，阴常不足。故经曰：一水不胜二火，理之必然。肺金体燥而居上，主气畏火者也；脾土性湿而居中，主四肢，畏木者也。火性炎上，若嗜欲无节，则水失所养，火寡于畏而侮所胜，肺得火邪而热矣。木性刚急，肺受热则金失所养，木寡于畏而侮所胜，脾得木邪而伤矣。肺热则不能管摄一身，脾伤则四肢不能为用，而诸痿之病作。泻南方则肺金清，而东方不实，何脾伤之有？补北方则心火降，而西方不虚，何肺热之有？故阳明实则宗筋润，能束骨而利机关矣。治痿之法，无出于此。骆龙③吉亦曰：

①混：原作"衮"，据全书本改。
②大经大法：根本的原则和法规。唐·韩愈《与孟尚书书》："其大经大法，皆亡灭而不救，坏烂而不收。"
③龙：原作"隆"，据《玉机微义》改。骆龙吉，宋代医家，著《内经拾遗方论》四卷，注解《内经》所记疾病六十二种。

风火既炽，当滋肾水。东垣先生取黄柏为君，黄芪等补药之辅佐，以治诸痿，而无一定之方。有兼痰积者，有湿多者，有热多者，有湿热相半者，有挟气者，临病制方，其善于治痿者乎！虽然，药中肯綮矣，若将理失宜，圣医不治也。天产作阳，厚味发热，先哲格言，但是患痿之人，若不淡薄食味，吾知其必不能安全也。

或曰：小续命汤与《要略》相表里，非外感之药乎？地仙丹治劳伤肾惫，非内伤之药乎？其将何以议之？

予曰：小续命汤比《要略》少当归、石膏，多附子、防风、防己，果与仲景意合否也？仲景谓汗出则止药，《局方》则曰久服差，又曰久病、风阴晦时更宜与，又曰治诸风，似皆非仲景意。然麻黄、防己可久服乎？诸风可通治乎？地仙丹既曰补肾，而滋补之药与僭①燥走窜之药，相半用之，肾恶燥，而谓可以补肾乎？借曰：足少阴经，非附子辈不能自达。八味丸，仲景肾经药也，八两地黄以一两附子佐之，观此则是非可得而定矣，非吾之过论也。

又观治气一门，有曰治一切气②，冷气、滞气、逆气、上气，用安息香丸、丁沉丸、大沉香丸、苏子丸、匀气散、如神丸、集香丸、白沉香丸、煨姜丸、盐煎散、七气汤、九痛丸③、温白丸、生姜汤；其治呕吐、膈噎也，用五膈丸、五膈宽中散、膈气散、酒癥丸、草豆蔻丸、撞气丸、人参丁香散；其治吞酸也，用丁沉

---

① 僭（jiàn 件）：超越本分。古代指地位在下的冒用在上的名义、礼仪和器物等。
② 气：全书本无此字。
③ 丸：原无，据元禄本补。

煎丸、小理中丸；其治痰饮也，用倍术丸、消饮丸、温中化痰丸、五套丸。且于各方条下，或曰口苦失味，曰噫酸，曰舌涩，曰吐清水，曰痞满，曰气急，曰胁下急痛，曰五心中热，口烂生疮，皆是明著热证，何为率用热药？夫周流于人之一身以为生者，气也。阳往则阴来，阴往则阳来，一升一降，无有穷已。苟内不伤于七情，外不感于六淫，其为气也，何病之有？今曰冷气、滞气、逆气、上气，皆是肺受火邪，气得炎上之化，有升无降，薰①蒸清道，甚而至于上焦不纳，中焦不化，下焦不渗，展转传变，为呕为吐，为膈为噎，为痰为饮，为翻胃，为吞酸。夫治寒以热，治热以寒，此正治之法也；治热用热，治寒用寒，此反佐之法也。详味前方，既非正治，又非反佐，此愚之所以不能无疑也。谨按《原病式》曰：诸呕吐酸，皆属于热；诸积饮，痞膈中满，皆属于湿；诸气逆冲上，呕涌溢，食不下，皆属于火；诸坚痞，腹满急痛，吐腥秽，皆属于寒。深契仲景之意。《金匮要略》曰：胸痹病，胸背痛，瓜蒌薤白汤主之；胸痹，心痛彻背，瓜蒌薤白半夏汤主之；心下痞气，气结在胸，胁下上逆抢心者，枳实薤白瓜蒌桂枝汤主之；呕而心下痞者，半夏泻心汤主之；干呕而利者，黄芩加半夏生姜汤主之。诸呕吐，谷不得入者，小半夏汤主之；呕吐，病在膈上者，猪苓汤主之；胃反呕吐者，半夏参蜜汤②主之；食已即吐者，大黄甘草汤主之；胃反，吐而渴者，茯苓泽泻汤主之；吐后欲饮者，文蛤汤主之；病似呕不呕，似哕不哕，心中无奈者，姜汁半夏汤主之；干呕，手足冷者，陈皮汤主之；哕逆者，橘皮竹茹汤主之；干呕下痢者，

---

① 薰：通"熏"，熏染，熏烤。《汉书·龚胜传》："薰以香，自烧，此用其根也。"
② 半夏参蜜汤：《金匮要略》作"大半夏汤"。

黄芩汤主之。气冲上者，皂荚丸主之；上气，脉浮者，厚朴麻黄汤主之；上气，脉沉者，泽漆汤主之；大逆上气者，麦门冬汤主之。心下有痰饮，胸胁支满，目眩，茯苓桂术汤主之；短气，有微饮，当从小便出之，宜茯苓桂术甘草汤，肾气丸亦主之；病者脉伏，其人欲自利，利者反快，虽利，心下续坚满者，此为流饮欲去故也，甘遂半夏汤主之；病悬饮者，十枣汤主之；病溢饮者，当发其汗，宜大青龙汤，又宜用小青龙汤；心下有支饮，其人苦冒眩，泽泻汤主之；支饮胸满者，厚朴大黄汤主之；支饮不得息，葶苈大枣泻肺汤主之；呕家本渴，今反不渴，心中有支饮故也，小半夏汤主之；卒呕吐，心下痞，膈间有水，眩悸者，小半夏加茯苓汤主之；假令瘦人，脐下有悸者，吐涎沫而头眩，水也，五苓散主之；心胸有停痰宿水，自吐水后，心胸间虚，气满不能食，消痰气，令能食，茯苓饮主之；先渴后呕，为水停心下，此属饮家，半夏加茯苓汤主之。观其微意，可表者汗之，可下者利之，滞者导之，郁者扬之，热者清之，寒者温之；偏寒偏热者，反佐而行之；挟湿者，淡以渗之；挟虚者，补而养之。何尝例用辛香燥热之剂，以火济火，实实虚虚，咎将谁执？

或曰：《脉诀》谓热则生风，冷生气，寒主收引。今冷气上冲矣，气逆矣，气滞矣，非冷而何？吾子引仲景之言而斥其非，然则诸气、诸饮、呕吐、反胃、吞酸等病，将无寒证耶？

予曰：五脏各有火，五志激之，其火随起。若诸寒为病，必须身犯寒气，口得寒物，乃为病寒，非若诸火，病自内作，所以气之病寒者，十无一二。

或曰：其余痰气，呕吐吞酸，噎膈反胃，作热作火论治，于理可通。若病人自言冷气从下而上者，非冷而何？

予曰：上升之气，自肝而出，中挟相火，自下而出，其热为甚，自觉其冷，非真冷也。火极似水，积热之甚，阳亢阴微，故见此证。冷生气者，出高阳生之谬言也。若病果因感寒，当以去寒之剂治之，何至例用辛香燥热为方？不知权变，宁不误人。

或曰：气上升者，皆用黑锡丹、养正丹、养气丹等药，以为镇坠。然服之者随手得效，吾子以为热甚之病，亦将有误耶？

予曰：相火之外，又有脏腑厥阳之火，五志之动，各有火起。相火者，此经所谓一水不胜二火之火，出于天造；厥阳者，此经所谓一水不胜五火之火，出于人欲。气之升也，随火炎上升而不降，孰能御之？今人欲借丹剂之重坠而降之，气郁为湿痰，丹性热燥，湿痰被劫，亦为暂开，所以清快。丹药^①之法^②，偏助狂火，阴血愈耗，其升愈甚。俗人喜温，迷而不返，被此祸者，滔滔皆是。

或曰：丹药之坠，欲降而升，然则如之，何则可？

予曰：投以辛凉，行以辛温，制伏肝邪。治以咸寒，佐以甘温，收以苦甘，和以甘淡，补养阴血，阳自相附，阴阳比和，何升之有？先哲格言，其则不远，吾不赘及。

或曰：吐酸，《素问》明以为热，东垣又言为寒，何也？

---

① 药：全书本作"毒"，义胜。
② 法：元禄本作"发"，义胜。

予曰：吐酸与吞酸不同。吐酸是吐出酸水如醋，平时津液随上升之气郁积而成，郁积之久，湿中生热，故从火化，遂作酸味，非热而何？其有积之于久，不能自涌而出，伏于肺胃之间，咯不得上，咽不得下，肌表得风寒，则内热愈郁，而酸味刺心。肌表温暖，腠理开发，或得香热汤丸，津液得行，亦得暂解，非寒而何？《素问》言热者，言其本也；东垣言寒者，言其末也。但东垣不言外得风寒，而作收气立说，欲泻肺金之实。又谓寒药不可治酸，而用安胃汤、加减二陈汤，俱犯丁香，且无治热湿郁积之法，为未合经意。予尝治吞酸，用黄连、茱萸各制炒，随时令迭为佐使，苍术、茯苓为主病①，汤浸炊饼为小丸吞之，仍教以粗食蔬菜自养，则病易安。

或曰：苏合香丸虽是类聚香药，其治骨蒸、痷殜②、月闭、狐魅③等病，吾子以为然乎？

予曰：古人制方用药，群队者，必是攻补兼施，彼此相制，气味相次，孰为主病，孰为引经，或用正治，或用反佐，各有意义。今方中用药一十五味，除白术、朱砂、诃子共六两，其余一十二味共二十一两，皆是性急轻窜之剂，往往用之于气病与暴仆昏昧之人，其冲突经络，漂荡气血，若摧枯拉朽，然不特此也。至如草豆蔻散，教人于夏月浓煎以代热④水。夫草豆蔻，性大热，去寒邪，夏月有何寒气而欲多服？缩脾饮用草果，亦是此

---

① 病：《丹溪先生医学纂要》作"治"，义胜。

② 痷殜（yān dié 烟蝶）：古传尸之异名，指传尸之初起不甚者。《外台秘要》卷十三："传尸，亦名转注。以其初得，半卧半起，号为痷殜。"

③ 魅：原作"狸"，据《外台秘要》卷十三改。

④ 热：全书本作"熟"，义胜。

意。且夏食寒，所以养阳也。草豆蔻、草果，其食寒之意乎？不特此也，抑又有甚者焉。接气丹，曰阳气暴绝，当是阴先亏，阴先亏则阳气无所依附，遂致飞越而暴绝也。上文乃曰：阴气独盛。阴气若盛，阳气焉有暴绝之理？假令阳气暴绝，宜以滋补之剂，保养而镇静之，庶乎其有合夏食寒以为养阳之本，何至又服辛香燥热之剂乎？且此丹下咽，暴绝之阳果能接乎？孰为是否，君其筭^①之。

或曰：《局方》言阴胜，阴邪盛也。阴邪既盛，阳有暴绝之理。子之所言，与阳气相对待之阴也，果有阴亏而阳绝者，吾子其能救之乎？

予曰：阴阳二字，固以对待而言，所指无定在。或言寒热，或言血气，或言脏腑，或言表里，或言动静，或言虚实，或言清浊，或言奇偶，或言上下，或言正邪，或言生杀，或言左右。求其立言之意，当是阴鬼之邪耳。阴鬼为邪，自当作邪鬼治之。若阴先亏而阳暴绝者，尝治一人矣。浦江郑兄，年近六十，奉养受用之人也。仲夏久患滞下，而又犯房劳。忽一晚，正走厕间，两手舒撒，两眼开而无光，尿自出，汗如雨，喉如拽锯，呼吸甚微，其脉大而无伦次，无部位，可畏之甚。余适在彼，急令煎人参膏，且与灸气海穴，艾炷如小指大，至十八壮，右手能动，又三壮，唇微动。参膏亦成，遂与一盏，至半夜后尽三盏，眼能动，尽二斤方能言而索粥，尽五斤而利止，十斤而安。

---

① 筭（suàn 算）：古同"算"，计算。

或曰：诸气、诸饮，与呕吐、吞酸、膈噎、反胃等证，《局方》未中肯綮，我知之矣。然则《要略》之方，果足用乎？抑犹有未发者乎？

予曰：天地气化无穷，人身之病亦变化无穷。仲景之书，载道者也，医之良者，引例推类，可谓无穷之应用。借令略有加减修合，终难逾越矩度。夫气之初病也，其端甚微。或因些少饮食不谨，或外冒风雨，或内感七情，或食味过厚，偏助阳气，积成膈热；或资禀充实，表密无汗；或性急易怒，火炎上，以致津液不行，清浊相干。气为之病，或痞或痛，不思食，或嗳腐气，或吞酸，或嘈杂，或膨满。不求原本，便认为寒，遽以辛香燥热之剂投之数帖，时暂得快，以为神方，厚味仍前，不节七情，反复相仍，旧病被劫暂开，浊液易于攒聚，或半月，或一月，前证复作。如此延蔓，自气成积，自积成痰，此为痰为饮，为吞酸之由也。良工未遇，缪①药又行，痰挟瘀血，遂成窠囊，此为痞、为痛、为呕吐、为噎膈、反胃之次第也。饮食汤液，滞泥不行，渗道蹇涩，大便或秘或溏，下失传化，中焦愈停，医者不察，犹执为冷，翻思前药，随手得快。至此宾主皆恨药欠燥热，颙②伺久服，可以温脾壮胃，消积行气，以冀一旦豁然之效。不思胃为水谷之海，多血多气，清和则能受；脾为消化之气③，清和则能运。今反④得香热之偏，助气血沸腾。其始也，胃液凝聚，无所容受；其久也，脾气耗散，传化渐迟。其有胃热易饥，急于得食，脾

13

---

① 缪（miù 谬）：错误。

② 颙（yóng）：肃敬貌。

③ 气：《医学纲目》作"官"，义胜。

④ 反：元禄本作"久"，义胜。

伤不磨，郁积成痛。医者犹曰虚而积寒，非寻常草木可疗，径以乌、附助佐丹剂，专意服饵。积而久也，血液俱耗，胃脘干槁。其槁在上，近咽之下，水饮可行，食物难入，间或可入亦不多，名之曰噎。其槁在下，与胃为近，食虽可入，难尽入胃，良久复出，名之曰膈，亦曰反胃。大便秘少，若羊矢然，名虽不同，病出一体。《要略》论饮有六，曰痰饮、悬饮、溢饮、支饮、留饮、伏饮，分别五脏诸证，治法至矣尽矣。第[①]恨医者不善处治，病者不守禁忌，遂使药助病邪，展转深痼，去生渐远，深可哀悯。

或曰：《千金》诸方治噎膈反胃，未尝废姜、桂等剂，何吾子之多言也？

予曰：气之郁滞，久留清道，非借香热，不足以行。然悉有大黄、石膏、竹茹、芒硝、泽泻、前胡、朴硝、茯苓、黄芩、芦根、瓜蒌等药为之佐使，其始则同，其终则异，病邪易伏，其病自安。

或曰：胃脘干槁者，古方果可治乎？将他有要捷之法者，或可补前人之未发者乎？

予曰：古方用人参以补肺，御米[②]以解毒，竹沥以消[③]痰，干姜以养血，粟米以实胃，蜜水以润燥，姜以去秽，正是此意。张鸡峰亦曰：噎，当是神思间病，惟内观自养，可以治之。此言

---

① 第：但。

② 御米：罂粟别名。中医以罂粟壳入药，处方又名"御米壳"，因此罂粟又称御米。

③ 消：全书本作"清"。

深中病情，而施治之法，亦为近理。夫噎病，生于血干。夫血，阴气也。阴主静，内外两静，则脏腑之火不起，而金水二气有养，阴血自生，肠胃津润，传化合宜，何噎之有？因触类而长。曾制一方，治中年妇人，以四物汤加和^①白陈皮、留尖桃仁、生甘草、酒红花，浓煎，入驴尿饮，以防其或生虫也，与数十帖而安。又台州治一^②匠者，年近三十，勤于工作，而有艾^③妻，且喜酒，其面白，其脉涩，重则大而无力，令其谢去工作，卧于牛家，取新温牛乳细饮之，每顿进一杯，一昼夜可饮五七次，尽却食物，以渐而至八九次，半月大便润，月余而安。然或口干，盖酒毒未解，间饮甘蔗汁少许。

或者又曰：古方之治噎膈、反胃，未有不言寒者，子何不思之甚？

予曰：古人著方，必为当时抱病者设也。其人实因于寒，故用之而得效，后人遂录以为矜式^④，不比《局方》，泛编成书，使天下后世之人，凡有此证者，率遵守之，以为定法，而专以香热为用也。虽然挟寒者亦或有之，但今人之染此病，率因痰气久得医药，传变而成，其为无寒也明矣。

或曰：治脾肾以温补药，岂非《局方》之良法耶？吾子其将何以议之？

---

① 和：连带。又《脉因证治》作"去"，《丹溪先生医学纂要》作"带"。
② 一：《医学纲目》作"木"。
③ 艾：年轻漂亮。
④ 矜（jīn今）式：示范模式。矜，原作"今"，据元禄本改。

予曰：众言淆乱，必折诸圣。切恐脾肾有病，未必皆寒。观其养脾丸，治脾胃虚冷，体倦不食；嘉禾散，治脾胃不和，不能多食；消食丸，治脾胃俱虚，饮食不下；小独圣丸，治脾胃不和，不思饮食；大七香丸，治脾冷胃虚，不思饮食；连翘丸，治脾胃不和，饮食不下；分气紫苏饮，治脾胃不和；木香饼子，治脾胃虚寒。温中良姜丸，曰温脾胃；夺命抽刀散，曰脾胃冷；烧脾散，曰脾胃虚；进食散，曰脾胃虚冷，不思饮食；丁香煮散，曰脾冷胃寒；二姜丸，曰养脾温胃；姜合丸，曰脾胃久虚；蓬煎丸，曰脾胃虚弱；守金丸，曰脾胃虚冷；集香丸，曰脾胃不和；蟠葱散，曰脾胃虚冷；壮脾丸，曰脾胃虚弱；人参丁香散，曰脾胃虚弱；人参煮散，曰脾胃不和；丁沉透膈汤，曰脾胃不和；丁香五套丸，曰脾胃虚弱。腽肭脐丸之壮气暖肾，菟丝子丸之治肾虚，金钗石斛丸之治气不足，茴香丸之治脏虚冷，玉霜丸之治气虚，安肾丸之治肾积寒，麝香鹿茸丸之益气，养正丹之治诸虚，朴附丸之治脾胃虚弱，接气丹之治真气虚，四神丹之治五脏，沉香鹿茸丸之治气不足，椒附丸之温五脏，苁蓉大补丸之治元脏元气虚，钟乳白泽丸之治诸虚，三建汤之治气不足。甚者类聚丹剂，悉曰补脾胃，温脾胃，补肾，补五脏，补真气，而各方条下曰舌苦，曰面黄，曰舌苦无味，曰中酒吐酒，曰酒积，曰酒癖，曰饮酒多，曰酒过伤，曰气促喘急，曰口淡，曰舌涩，曰噫醋，曰舌干，曰溺数，曰水道涩痛，曰小便出血，曰口苦，曰咽干，曰气促，曰盗汗，曰失精，曰津液内燥，曰气上冲，曰外肾痒，曰枯槁失血，曰口唇干燥，曰喘满，曰肢体烦疼，曰衄血，曰小便淋沥，悉是明具热证，如何类聚燥热，而谓可以健脾温胃而滋肾补气乎？经曰热伤脾，常服燥热，宁不伤脾乎？又曰肾恶燥，多服燥热，宁不伤肾乎？又曰热伤元气，久服燥热，宁不伤气乎？又曰用热远热，又曰有热者寒而行之，此教人用热药之法。盖以热药治寒病，苟无寒药为之响导佐使，则病拒药而扞格①不入。谓之远热者，行之以寒也。两句同一意，恐后人不识此理，故重言以明之。今《局方》辛香燥热以类而聚之，未尝见其所谓远热也。用热而不远热，非惟不能中病，抑且正气先伤，医云乎哉！夫良医之治病也，必先求其得病之因。其虚邪也，当治其母；实邪也，当治其子；微邪也，当治其所胜；贼邪也，当治其所不胜；正邪也，当治其本经。索矩又谓：杂合受邪，病者所受非止一端。又须察其有无杂合之邪，轻重较量，视标本之缓急，以为施治之先后。今乃一切认为寒冷，吾不知脾胃与肾，一向只是寒冷为病耶？论方至此，虽至愚昧，不能不致疑也。吾又考之《要略》矣：诸呕吐，谷不得入者，小半夏汤主之；疸病，寒热不食，食则头眩，心胸不安者，茵陈汤主之；身肿而冷，胸窒，不能食，病在骨节，发汗则安；心胸停痰，吐水，虚满，不能食者，茯苓汤主之；中风，手足拘急，恶寒，不欲饮食者，三黄汤主之；下利，不欲饮食者，大承气汤主之；五劳虚极，羸瘦，不能食者，大黄䗪虫丸主之；虚劳不足，汗出而闷，脉结心悸者，炙甘草汤主之；虚劳腰痛，小腹拘急者，八味丸主之；虚劳不足者，大薯蓣丸主之；虚劳，虚烦不得眠者，酸枣仁汤主之。夫呕者，胸满者，吐水者，下利者，恶寒者，肿而冷者，不能饮食者，虚劳羸瘦者，虚劳汗而悸者，虚劳而腰痛者，虚劳不足者，虚劳烦而不眠者，自《局方》之法观之，宁不认为寒冷而以热药

17

① 扞（hàn 汗）格：互相抵触，格格不入。

行之乎？仲景施治则不然也。痰者导之，热者清之，积者化之，湿者渗之，中气清和，自然安裕；虚者补之，血凝者散之，躁者宁之，热者和之，阴气清宁，何虚劳之有也！

或曰：伤寒一门，虽取杂方，仲景之法亦摘取之矣，吾子其忘言乎？

予曰：伤寒之法，仲景而下，发明殆尽，《局方》是否，愚不必赘。虽然仲景论伤寒矣，而未及乎中寒。先哲治冒大寒而昏中者，用附子理中汤而安，其议药则得之矣。曰伤，曰中，未闻有议其异①同之者。予俯而思之，伤寒有即病，有不即病，必大发热，病邪循经而入，以渐而深。中寒则仓卒感受，其病即发而暴。伤寒之人，因其旧有郁热，风寒外束②，肌腠自密，郁发为热。其初也，用麻黄、桂枝辈，微表而安，以病体不甚虚也。中寒之人，乘其腠理疏豁，一身受邪，难分经络，无热可发，温补自解，此谓气之大虚也。伤寒热虽甚，不死；中寒若不急治，去生甚远，其虚实盖可见矣。

或曰：脾胃一门，子以《局方》用药太热，未合经意。若平胃散之温和，可以补养胃气，吾子以为何如？

予曰：苍术性燥气烈，行湿解表，甚为有力。厚朴性温散气，非胀满实急者不用，承气用之可见矣。虽有陈皮、甘草之甘缓、甘辛，亦是决裂耗散之剂，实无补土之和。经谓土气大过曰敦阜，亦能为病。况胃为水谷之海，多气多血，故因其病也，用

---

① 异：原作"意"，据元禄本改。
② 束：原作"邪"，据元禄本改。

之以泻有余之气，使之平尔。又须察其挟寒，得寒物者投之，胃气和平，便须却药。谓之平者，非补之之谓，其可常服乎？

或曰：调胃承气亦治胃病。谓之调者，似与平胃散之平，意义相近，何用药之相远也？

予曰：调胃承气治热，中下二焦药也。经曰：热淫于内，治以咸寒，佐以苦甘。功在乎导利，而行之以缓。平胃散止治湿，上焦之药也。经曰：湿上甚而热，治以苦温，佐以甘辛。以汗为效而止。

或曰：治湿不利小便，非治也。非仲景法耶，何子言之悖也？

予曰：淡渗治湿，以其湿在中下二焦，今湿在上，宜以微汗而解，不欲汗多，故不用麻黄、葛根辈。

或曰：《局方》用药多是温补，或以为未合中道。积热、痼冷二门，其制作，其取用，吾子其无以议之矣？

予曰：张仲景言一百八病，五劳、六极、七伤，与妇人共三十六病，孙真人言四百四病。凡遇一病须分寒热，果寒耶则热之，果热耶则寒之，寒热甚耶，则反佐而制之。今列病之目，仅十有余，而分积热、痼冷两门，何不思之甚也？《要略》：中风脉紧为寒，浮为虚。肺痿，吐涎，不渴，必遗溺，此为肺中冷，甘草干姜汤温之。腹满痛，时减如故，此为寒，宜温之。下利，欲嚏不能，此腹中寒也。胁下偏痛，脉弦紧，此寒也，宜大黄附子细辛汤温之。痰饮，脉双弦者，寒也。黄疸发热，烦喘胸满，口燥，又被火劫其汗，病从湿得，身尽热而黄，此热在内，宜下之。下利，脉数而渴，设不差，则圊脓血，以其有热也。妇人能食，病七八日而更发热者，此为胃实气热，宜大承气下之。产后七八日，若太阳证，小便坚满，此恶露不尽，不大便四五日，发热，晡时烦燥，食则妄言，此热在里，结在膀胱，宜大承气汤利之安。妇人或中风，或伤寒，经水适来适断，有寒热，皆为热入血室。今《局方》不曾言病，而所谓寒与热者，其因何在？其病何名？果无杂合所受邪？果无时令资禀之当择耶？据外证之寒热而遂用之，果无认假为真耶？果以是为非耶？

或曰：以寒热为篇目，固未合经意，若其诸方果有合乎？

予曰：有积热为篇目，固有可议，若诸方之制作取用，尽有妙理，吾其为子发明前人之意，恐可为用方者涓埃[1]之助。夫紫雪者，心、脾、肝、肾、胃经之药也；通中散、洗心散，表里血气之药也；凉膈散，心、肺、脾、胃之药也；龙脑饮子、胜冰丹、真珠散、灵液丹，上中二焦之药也；碧雪、鸡苏丸、三黄丸、八正散，三焦药也；甘露丸，心、脾、肝之药也；凉膈丸，心、脾、胃之药也；抱龙丸、麦门冬散，心、肺、肝之药也；妙香丸，疏快肠胃，制伏木火药也；甘露饮，心、肺、胃药也；五淋散，血而里药也；消毒饮，气而表药也；麻仁丸，气而里药也；导赤丸，气与血而里药也；导赤散，心、小肠药也。有升有降，有散有补，有渗导，有驱逐，有因用，有引经，或缓之以甘，或收之以酸，或行之以香，或因[2]之以蜡，或燥之以苦，观

---

① 涓埃：细流与微尘，比喻微小。

② 因：疑为"固"之误。

其立方，各有所主，用方之人宜求其意。若夫痼冷门，尤有可议者。冷即寒也，《内经》以寒为杀厉之气，今加痼于冷之上，岂非指身恶寒而口喜热之病耶？若以此外证，便认为痼冷，宜乎？夏英公①之常饵乌、附，常御绵帐，不知湿痰积中，抑遏阳气，不得外泄，身必恶寒。经曰：亢则害，承乃制。又刘河间曰：火极似水。故见此证，当治以咸寒，佐以甘温，视标本之先后，正邪之虚实，孰缓孰急，为之正②法，何至类用乌、附丹剂僭燥之药，抱薪救火，屠刽何异？古人治战栗，有以大承气汤下之而愈者。恶寒战栗，明是热证，亦是③因久服热药而得之者，但有虚实之分耳。进士周本道，年近四十④，得恶寒证，服附子数日而病甚，求余治。诊其脉弦而似缓⑤，遂以江茶入姜汁、香油些少，吐痰一升许，减绵大半。又与通圣散去麻黄、大黄、芒硝，加当归、地黄，百余帖而安。又一色目⑥妇人，年近六十，六月内常觉恶寒战栗，喜啖热，御绵，多汗如雨，其形肥肌厚，已服附子二⑦十余，但浑身痒甚，两手脉沉涩，重取稍大，知其热甚而血虚也。以四物汤去川芎，倍地黄，加白术、黄芪、炒柏、生甘草、人参，每帖二⑧两重，方与一帖，腹大泄，目无视，口无言。予知其病热深，而药无反佐之过也。仍取前药熟炒与之，盖借火

21

----

①夏英公：夏竦（985—1051），字子乔，江州德安县（今江西九江市德安县车桥镇）人。北宋朝臣，文学家，世称夏文庄公、夏英公、夏郑公。

②正：全书本作"治"，义胜。

③是：庚本作"有"，义胜。

④年近四十：《格致余论》作"年越三十"。

⑤弦而似缓：《丹溪翁传》作"滑而数"。

⑥色目：指色目人，是元朝对除蒙古以外的西北各族、西域以至欧洲各族人的概称。

⑦二：元禄本作"三"。

⑧二：正脉本作"三"。

力为向导，一帖利止，四帖精神回，十帖病全安。又蒋氏妇，年五十余，形瘦面黑，六月喜热恶寒，两手脉沉而涩，重取似数，以三黄丸下以姜汁，每三十粒，三十帖微汗而安。彼以积热、痼冷为叙方之篇目，其得失可知矣。

泄痢一门，其用钟乳健脾丸、朝真丸、驻车丸、诃梨勒丸、大温脾丸、黄连阿胶丸、胡粉丸、桃花丸、诃梨勒散、木香散、七枣汤、赤石脂散、养脏汤、御米汤、金粟汤、狗头骨丸、豆蔻丸、肉豆蔻散、三神丸、丁香豆蔻散、止泻丸，皆用热药为主治，以涩药为佐使，当为肠虚感寒而成滑痢者设也。彼泻痢者，将无热证耶？将无积滞耶？《内经》曰：春伤于风，夏为脓血，多属滞下。夫泻痢证，其类尤多，先贤曰湿多成泻，此确论也。曰风曰湿，固不可得而通治矣。况风与湿之外，又有杂合受邪，似难例用涩热之剂。今方中书证，有兼治里急者，有兼治后重者，有兼治里急后重者，此岂非滞下之病乎？今泻痢与滞下，混同论治，实实虚虚之患，将不俟终日矣。

或曰：然则泻痢与滞下为病不同，治法亦别，吾子其能通之乎？

予曰：经曰，暴注下迫，皆属于热，又曰暴注属于火，又下痢清白属于寒。热，君火之气；火，相火之气；寒，寒水之气。属火热者二，属水寒者一。泻痢一证，似乎属热者多，属寒者少。详玩《局方》，专以热涩为用，若用之于下痢清白而属于寒者，斯①可矣。经所谓下迫者，即里急后重之谓也。其病属火，

---

①斯：《玉机微义》作"或"。

相火所为，其毒甚于热也，投以涩热，非杀之而何？谨按仲景之法，谓下痢，脉滑而数者，有宿食，当下之；下痢，脉迟而滑者，实也，痢为未止，急下之；下痢，脉反滑，当有所去，下之安①；下痢，不欲②食，有宿食者，当下之；下痢，腹满痛，为寒为实，当下之；下痢，腹坚实，当下之；下痢，谵语，有燥矢③，当下之；下痢，二部皆平，按之心下坚急，当下之；下痢已差，至其时复发者，此为下未尽，更下之安；下痢，脉大浮弦，下之当自愈。风寒下痢④者，不可下，下后心下坚痛，脉迟，此为寒，宜温之；脉浮大，此为虚，强下之故也，设脉浮革者，因而肠鸣，当温之；下痢，脉迟紧，痛未欲止，当温之。下痢，心痛，急当救里，可与理中、四逆、附子辈。下痢，大孔⑤痛，宜温之。观仲景可下者十法，可温者五法。谓之下者，率用承气加减，何尝以砒、丹、巴、硇，决烈燥热重毒之剂？谓之温者，率用姜、附为主，何尝用钟乳、龙骨、石脂、粟壳紧涩燥毒之剂？

或曰：可下者，岂非肠胃有积滞乎？不用砒、丹、巴、硇，恐积滞未易行也。吾子以为未然，发明承气之意可乎？

予曰：大黄之寒，其性善走，佐以厚朴之温，善行滞气，缓以甘草之甘，饮以汤液，灌涤肠胃，滋润轻快，无所留滞，积行即止。砒、丹、巴、硇，毒热类聚，剂成丸药，其气凶暴，其体重滞，积垢虽行，毒气未过，譬如强暴贪贼，手持兵刃，其可使

---

① 安：元禄本作"愈"。
② 欲：元禄本作"饮"。
③ 矢：元禄本作"屎"。
④ 痢：原无，据文义补。另《千金要方·脾脏方·热痢第七》作"重"。
⑤ 大孔：即肛门。

之徘徊顾瞻于堂奥间乎？借使有愈病之功，其肠胃清淳之气，能免旁损暗伤之患乎？仲景治痢，可温者温，可下者下，或解表，或利小便，或待其自已，区别易治、难治、不治之证，至为详密，然犹与滞下混同立方命论。其后刘河间分别在表、在里、挟风、挟湿、挟热、挟寒、挟虚，明著经络，堤防传变。大概发明滞下证治，尤为切要，和血则便脓自愈①，调气则后重自除，此实盲者之日月，聋者之雷霆也。

或曰：《局方》治法，将终不能仿佛仲景之方耶？

予曰：圆机活法，《内经》具举，与经意合者，仲景之书也。仲景因病以制方，《局方》制药以俟病，若之何其能仿佛也？宋命近臣雠②校方书，彼近臣者，术业素异，居养不同，焉知为医之事哉？虽然知尊仲景矣，亦未尝不欲效之也，徒以捧心效西施尔。观桃花丸一方可见矣，即《要略》桃花汤也，仲景以治便脓血，用赤石脂丸者，干姜、粳米同煮作汤，一饮病安，便止后药。意谓病属下焦，血虚且寒，非干姜之温，石脂之涩且重，不能止血；粳米味甘，引入肠胃，不使重涩之体，少有凝滞，故煮成汤液，药行易散，余毒亦无。《局方》不知深意，不造妙理，但取易于应用，喜其性味温补，借为止泻良方，改为丸药，剂以面糊，日与三服，其果能与仲景之意合否也？

或曰：河间之言滞下，似无挟虚挟寒者，然乎？否乎？幸明以告我。

---

① 愈：全书本作"安"。
② 雠（chóu 仇）：校对文字。

予曰：泄痢之病，水谷或化或不化，并无努责，惟觉困倦。若滞下则不然，或脓或血，或脓血相杂，或肠垢，或无糟粕，或糟粕相混，虽有痛、不痛、大痛之异，然皆里急后重，逼迫恼人。考之于经，察之于证，似乎皆热证、实证也。余近年涉历亦有大虚大寒者，不可不知，敢笔其略，以备采览^①。余从叔，年逾五十，夏间患滞下病，腹微痛，所下褐色，后重频，并谷食大减，时有微热。察其脉皆弦而涩，似数而稍长，却喜不甚浮大，两手相等，视其神气大减。余曰：此非滞下，忧虑所致，心血亏，脾气弱耳。遂与参、术为君，当归身、陈皮为臣，川芎、炒白芍药、茯苓为佐使，时暄热甚，加少黄连，与两日而安。梅^②长官，年三十余，奉养厚者，夏秋间患滞下，腹大痛。有人教服单煮干姜，与一帖痛定，少顷又作，又与又定，由是服干姜至三斤。八日后，予视之，左脉弦而稍大似数，右脉弦而稍大减，亦似数，重取之似紧。余曰：此必醉饱后，吃寒冷太过，当作虚寒治之。因其多服干姜，遂教四物汤去地黄，加人参、白术、陈皮、酒红花、茯苓、桃仁，煎入生姜汁饮之，至一月而安。金氏妇，年近四十，秋初尚热，患滞下，腹但隐痛，夜重于昼，全不得睡，食亦稍减，口干不饮，已得治痢灵砂^③二帖矣。余视之，两手脉皆涩，且不匀，神思倦甚，饮食全减，因与四物汤，倍加白术为君，以陈皮佐之，与十数帖而安。此三病者，若因其逼迫而用峻剂，岂不误人！

---

① 采览：采择观览。三国魏曹植《上责躬应诏诗表》："谨拜表并献诗二篇，词旨浅末，不足采览。"

② 梅：《玉机微义》作"娄"。

③ 灵砂：方剂名，出自《和剂局方》，由水银、硫黄组成。

或曰:《局方》诸汤,可以清痰,可以消积,可以快气,可以化食,口鼻既宜,胸膈亦纾,平居无事,思患预防,非方之良者乎?

予曰:清香美味,诚足快意,揆之造化,恐未必然。经曰:阴平阳秘,精神乃治。气为阳宜降,血为阴宜升,一升一降,无有偏胜,是谓平人。今观诸汤,非豆蔻、缩砂、干姜、良姜之辛宜于口,非丁香、沉、檀、苏、桂之香宜于鼻,和以酸咸甘淡,其将何以悦人?奉养之家,闲佚之际,主者以此为礼,宾朋以此取快。不思香辛升气,渐至于散;积温成热,渐至郁火;甘味恋膈,渐成中满。脾主中州,本经自病,传化失职,清浊不分,阳亢于上,阴微于下,谓之阴平可乎?谓之阳秘可乎?将求无病,适足生病;将求取乐,反成受苦。经曰:久而增气,物化之常;气增而久,夭之由也。其病可胜言哉!

或曰:舍利别^①非诸汤之类乎?其香辛甘酸,殆有甚焉,何言论弗之及也?

予曰:谓之舍利别者,皆取时果之液,煎熬如饧^②而饮之,稠之甚者,调以沸汤,南人因名之曰煎。味虽甘美,性非中和,且如金樱煎之缩小便,杏煎、杨梅煎、蒲桃煎、樱桃煎之发胃火,积而至久,湿热之祸,有不可胜言者。仅有桑椹煎无毒,可以解渴,其余味之美者,并是嬉笑作罪,然乎?否乎?

---

① 舍利别:是阿拉伯语"饮料、果汁、果酒"(Sharāb)的音译。
② 饧(xíng 形):糖稀。

或曰：妇人一门，无非经候、胎产、带下，用药温暖，于理颇通，吾子其无忘言乎？

予曰：妇人以血为主，血属阴，易于亏欠，非善调摄者，不能保全也。余方是否，姑用置之，若神仙聚宝丹，则有不能忘言者。其方治血海虚寒，虚热盗汗，理宜补养，琥珀之燥，麝香之散，可以用乎？面色萎①黄，肢体浮肿，理宜导湿，乳香、没药固可治血，可以用乎？胎前产后，虚实不同，逐败养新，攻补难并。积块坚癥，赤白崩漏，宜于彼者，必妨②于此，而欲以一方通治乎？世人以其贵细温平，又喜其常服可以安神去邪，令人有子。殊不知积温成热，香窜散气，服者无不被祸。自非五脏能言，医者终不知觉，及至变生他病，何曾归咎此丹？余侄女，形色俱实，以得子之迟，服此药，背上发痈，证候甚危。余诊其脉，散大而涩，急以加减四物汤百余帖，补其阴血，幸其质厚，易于收救，质之薄者，悔将何及。若五积散之治产后余血作痛，则又有不能忘言者。以苍术为君，麻黄为臣，厚朴、枳壳为佐，虽有芍药、当归之补血，仅及苍术三分之一，且其方中言妇人血气不调，心腹撮痛，闭而不行，并宜服之，何不思产后之妇有何寒邪？血气未充，似难发汗，借曰推陈致新，药性温和，岂可借用麻黄之散，附以苍术、枳、朴，虚而又虚？祸不旋踵，率尔用药，不思之甚。

或曰：初产之妇，好血已亏，瘀血尚留，黑神散非要药欤？

予曰：至哉坤元，万物资生，理之常也。初产之妇，好血未

---

① 萎：原作"瘘"，据元禄本改。
② 妨：原作"防"，据元禄本改。

必亏，污血未必积，脏腑必未寒，何以药为？饮食起居，勤加调护，何病之有？诚有污血，体怯而寒，与之数帖，亦自简便。或有他病，当求病起何因，病在何经。气病治气，血病治血，寒者温之，热者清之，凝者行之，虚者补之，血多者止之，何用海[①]制此方，不恤无病生病？彼黑神散者，用干姜、当归之温热，黑豆之甘，熟地黄之微寒，以补血之虚；佐以炒蒲黄之甘，以防出血之多；芍药之酸寒，有收有散，以为四药之助；官桂之大辛热，以行滞气，推凝血；和以甘草之缓。其为取用，似乎精密，然驱逐与补益，似难同方施治。设有性急者，形瘦者，本有怒火者，夏月坐蓐者，时有火令，姜、桂皆为禁药。《论语》未达之戒，不知谁执其咎？

至于将护之法，尤为悖理。肉汁发阴经之火，易成内伤之病，先哲具有训戒，胡为羊、鸡浓汁作糜？而又常服当归丸、当归建中汤、四顺理中丸，虽是滋补，悉犯桂、附、干姜僭热之剂，脏腑无寒，何处消受？若夫儿之初生，母腹顿宽，便啖鸡子，且吃火盐，不思鸡子难化，火盐发热，展转为病，医者不识，每指他证，率尔用药，宁不误人？余每见产妇之无疾者，必教以却去黑神散与夫鸡子、火盐、诸般肉食，且与白粥将理，间以些少石首鲞，煮令甘淡食之，至半月以后，方与少肉。若鸡子亦须豁开淡煮，大能养胃却疾。彼富贵之家，骄恣之妇，卒有白带、头风、气痛、膈满、痰逆、口干、经水不调、发脱、体热，皆是阳胜阴虚之病。天生血气，本自和平，曰胜曰虚，又焉知非此等缪妄有以启之耶！

---

① 海：疑为"泛"之误。

校注后记

一、作者生平考证及成书

朱震亨，字彦修，生于元至元十八年十一月二十八日（公元1282年1月9日）。元婺州义乌人。因其出生地赤岸有溪名"丹溪"，学者遂尊之为"丹溪翁"，或"丹溪先生"。丹溪"自幼好学，日记千言"（戴良《丹溪翁传》），"受资爽朗，读书即了大义"（宋濂《故丹溪先生朱公石表辞》）。曾从卿先生治经，攻举子业。三十岁时，"因母之患脾疼，众工束手，由是有志于医"（《格致余论·序》）。三十六岁时，师事著名理学家许谦于东阳八华山。许为朱熹四传弟子，学识渊博。几年后，丹溪学业大进，参加科举考试，以期跻身于仕途而失败。在许谦的鼓励下，四十岁时又重新习医，极有获益。曾"渡浙河，走吴中，出宛陵，抵南徐，达建业，皆无所遇"（戴良《丹溪翁传》）之后，重返武林（今杭州），拜罗知悌（字子敬，世称太无先生，系金名医刘完素再传弟子）为师，授以刘、张、李诸书，尽得罗氏之学而归。丹溪以自己精湛的医术，高尚的医德，为广大病家所推崇和爱戴。数年之间，医名鹊起，"遍浙河东西以至吴中，罕不知有丹溪先生者"（吴之器《朱聘君传》）。元至正十八年（1358）六月廿四日逝世，终年七十八岁。当地人民为了缅怀一代名医朱丹溪，在赤岸修了"丹溪墓"，墓旁盖了"丹溪庙"，内塑丹溪像，以示纪念，现已扩建为"丹溪陵园"，瞻仰者络绎不绝。

丹溪一生学验俱丰，著述甚多，由于年代久远，部分著作已散佚。据目前有关文献记载，具名丹溪撰医籍不下二十余种。经考证，丹溪本人所撰有《格致余论》《局方发挥》《本草衍义补遗》三种，其他如《金匮钩玄》《丹溪心法》《丹溪手镜》《脉因证治》等，均为其门人所撰或其私淑者编纂，至于《丹溪产宝百问》《脉诀指掌病式图说》《医学发明》《活法机要》等，均伪托丹溪所作。丹溪本人所撰著作《格致余论》有明确成书时间，撰于元至正七年（1347），是丹溪晚年见解甚深之作，而《局方发挥》的成书具体时间不明，应在丹溪从医时期（1320～1358）。丹溪所处之时，盛行陈师文、裴宗元所定《太平惠民和剂局方》（以下简称《局方》），时医"相率以为《局方》之学"。但其处方用药偏于温燥，因其为朝廷制定和颁发，因此流传甚广，造成温燥伤阴，阴虚阳亢的弊端，触目皆是，促使丹溪奋笔疾书，对《和剂局方》的缺点进行了深刻批判，故有《局方发挥》之作。

二、版本情况

据《中医古籍总目》记载，《局方发挥》目前国内所见版本有单行本、丛书本二种。

单行本有元刻本（分藏镇江图书馆、上海中医药大学图书馆）、明嘉靖八年（1529）梅南书屋刻本、明吴兴嘉业堂刻本、日本万治二年（1659）村上勘兵卫刻本、日本元禄二年（1689）书肆武村新兵卫刻本、清光绪七年（1881）岭南云林阁刻本、清光绪三十三年（1907）京师医局刻《古今医统正脉全书》本、清江阴朱文震校刻本等。

丛书本有《东垣十书》《古今医统正脉全书》《丹溪全书十种》《续金华丛书》《丛书集成初编》《陈修园医书四十八种》《陈修园医书五十种》《陈修园医书六十种》《陈修园医书七十种》《陈修园医书七十二种》和《四库全书》。

《东垣十书》的刻本有明嘉靖八年（1529）梅南书屋刻本、明嘉靖十七年（1538）詹氏进贤堂刻本、明隆庆刻本、明万历周曰校刻本、明新安吴勉学校步月楼刻本、明吴门德馨堂刻本、日本万治一年（1658）武村市兵卫据杨懋卿刻本重刻本、清光绪七年（1881）陈璞辑校羊城云林阁刻本、清光绪三十四年（1908）成都肇经堂校刻本、清文奎堂刻本、清萃华堂刻本、清广州林记书庄刻本、清金陵蕴古堂刻本等。

《古今医统正脉全书》的刻本有明万历二十九年（1601）新安吴勉学校步月楼刻本、清金陵蕴古堂刻本、清光绪十八年（1892）浙江书局刻本、清光绪二十年（1894）维新书局刻本、清江阴朱文震校刻本等。

《丹溪全书十种》的刻本有清光绪二十六年（1900）刻本。

《续金华丛书》的刻本有1924年永康胡氏梦选楼刻本。

《丛书集成初编》的刻本有1935～1937年上海商务印书馆铅印本。

《陈修园医书四十八种》的刻本有清光绪三十二年（1906）吴闽医学书会石印本等。

《陈修园医书五十种》的刻本有清光绪三十一年（1905）上海商务印书馆铅印本等。

《陈修园医书六十种》的刻本有1919年上海鸿宝斋书局石印本等。

《陈修园医书七十种》的刻本有清光绪三十三年（1907）上海广雅启新书局石印本等。

《陈修园医书七十二种》的刻本有1915年重庆中西书局铅印本等。

《四库全书》有文津阁、文源阁、文澜阁及1986年台湾商务印书馆影印出版的文渊阁《四库全书》等。

此外，单行本中的明嘉靖八年（1529）梅南书屋刻本和清光绪七年（1881）岭南云林阁刻本，实为《东垣十书》丛书本，清江阴朱文震校刻本为《古今医统正脉全书》丛书本。

经我们考察，上海中医药大学图书馆所藏的元刻本，内虽有翁大年在道光二十五年（1899）所写"《局方发挥》一卷，金华朱彦修撰……系拜经楼旧藏书也，巾箱本，黑口版，每叶廿行，十七字，与孙渊如前辈所藏《兰室秘藏》三卷元椠本同"的一文，并据此定为"元刻本"是错误的，该本并无元刻本的特征，而与国家图书馆所藏的明刻本完全相同，也应为明刻本。

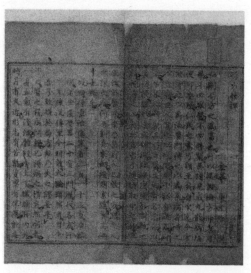

图1　上海中医药大学图书馆所藏的明刻本

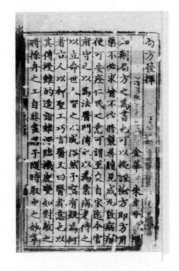

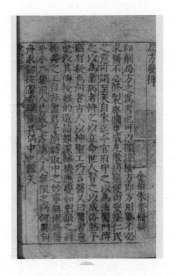

图 2 国家图书馆所藏的明刻本　　　　图 3 镇江图书馆所藏的明刻本

　　镇江图书馆所藏的元刻本，书前虽有康有为所写的"此书与《格致余论》皆朱震亨撰，元世原版，为钱遵王藏"一语，但也无元刻本特征，应为明刻本。该书版心有"东垣局方"，疑为《东垣十书》丛书本之一。丛书本中的《东垣十书》于洪武三十五年（1402）辽简王朱植改国荆州之后编刊，明嘉靖八年（1529）辽藩光泽荣端王朱宠瀍梅南书屋校正重为刊行，版心下端镌"梅南书屋"四字，藏中国国家图书馆。

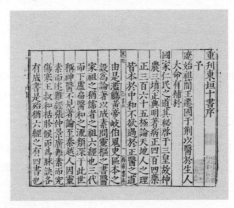

图 4　国家图书馆所藏的《东垣十书》明嘉靖八年（1529）梅南书屋重刊本

因受新冠肺炎疫情的影响，对《局方发挥》的诸多版本未及一一核对，仅选重要者进行考察。经过比对，考虑到明代吴勉学、吴中珩父子刊刻古籍，校勘精审，刻工讲究，故此次校勘采用中国中医科学院图书馆所藏的明万历二十九年（1601）《东垣十书》步月楼梓行金陵蕴古堂百盛楼藏版博雅堂本为底本，以日本元禄二年（1689）书肆武村新兵卫刻本为主校本（简称元禄本），以明万历二十九年（1601）《古今医统正脉全书》本（简称正脉本）、清光绪庚子（1900）《丹溪全书》本（简称全书本）为参校本，以《金匮要略》《伤寒论》《和剂局方》《格致余论》《丹溪心法》《玉机微义》为他校本。此外，由于丹溪所处年代，中医书籍流传不广泛，信息相对缺乏，再加上丹溪年事已高，记忆下降，在著《局方发挥》时引用古籍时难免发生一些遗漏等错误，此次校注为帮助读者阅读，特比较，见表1。

表1　《局方发挥》引用古籍与原文献文字差异对比

《局方发挥》	差异原文献出处及原文
以汗为效而止	《素问·至真要大论篇第七十四》：以汗为故而止
肺痿，吐涎，不渴，必遗溺，此为肺中冷，甘草干姜汤温之	《金匮要略·肺痿肺痈咳嗽上气病脉证治第七》：肺痿吐涎沫而不咳者，其人不渴，必遗尿，小便数，所以然者，以上虚不能制下故也。此为肺中冷，必眩，多涎唾，甘草干姜汤以温之
下痢，二部皆平，按之心下坚急，当下之	《金匮要略·呕吐哕下利病脉证治第十七》：下利，三部脉皆平，按之心下坚者，急下之，宜大承气汤
胸痹病，胸背痛，瓜蒌薤白汤主之；胸痹，心痛彻背，瓜蒌薤白半夏汤主之	《金匮要略·胸痹心痛短气病脉证治第九》：胸痹之病，喘息咳唾，胸背痛，短气，寸口脉沉而迟，关上小紧数，瓜蒌薤白白酒汤主之。胸痹不得卧，心痛彻背者，瓜蒌薤白半夏汤主之

《局方发挥》	差异原文献出处及原文
心下痞气，气结在胸，胁下上逆抢心者，枳实薤白瓜蒌桂枝汤主之	《金匮要略·胸痹心痛短气病脉证治第九》：胸痹心中痞，留气结在胸，胸满，胁下逆抢心，枳实薤白桂枝汤主之
呕而心下痞者，半夏泻心汤主之	《金匮要略·呕吐哕下利病脉证治第十七》：呕而肠鸣，心下痞者，半夏泻心汤主之
呕吐，病在膈上者，猪苓汤主之	《金匮要略·呕吐哕下利病脉证治第十七》：呕吐而病在膈上，后思水者解，急与之。思水者，猪苓散主之
胃反，吐而渴者，茯苓泽泻汤主之	《金匮要略·呕吐哕下利病脉证治第十七》：胃反，吐而渴，欲饮水者，茯苓泽泻汤主之
吐后欲饮者，文蛤汤主之	《金匮要略·呕吐哕下利病脉证治第十七》：吐后，渴欲得水而贪饮者，文蛤汤主之
病似呕不呕，似哕不哕，心中无奈者，姜汁半夏汤主之	《金匮要略·呕吐哕下利病脉证治第十七》：病人胸中似喘不喘，似呕不呕，似哕不哕，彻心中愦愦然无奈者，生姜半夏汤主之
干呕，手足冷者，陈皮汤主之	《金匮要略·呕吐哕下利病脉证治第十七》：干呕，哕，若手足厥者，橘皮汤主之
上气，脉浮者，厚朴麻黄汤主之	《金匮要略·肺痿肺痈咳嗽上气病脉证治第七》：咳而脉浮者，厚朴麻黄汤主之。
上气，脉沉者，泽漆汤主之	《金匮要略·肺痿肺痈咳嗽上气病脉证治第七》：脉沉者，泽漆汤主之
大逆上气者，麦门冬汤主之	《金匮要略·肺痿肺痈咳嗽上气病脉证治第七》：大逆上气，咽喉不利，止逆下气者，麦门冬汤主之
心下有痰饮，胸胁支满，目眩，茯苓桂术汤主之	《金匮要略·痰饮咳嗽病脉证并治第十二》：心下有痰饮，胸胁支满，目眩，苓桂术甘汤主之
短气有微饮，当从小便出之，宜茯苓桂术甘草汤，肾气丸亦主之	《金匮要略·痰饮咳嗽病脉证并治第十二》：夫短气有微饮，当从小便去之，苓桂术甘汤主之，肾气丸亦主之
呕家本渴，今反不渴，心中有支饮故也，小半夏汤主之	《金匮要略·痰饮咳嗽病脉证并治第十二》：呕家本渴，渴者为欲解，今反不渴，心下有支饮故也，小半夏汤主之

《局方发挥》	差异原文献出处及原文
身肿而冷，胸室，不能食，病在骨节，发汗则安	《金匮要略·水气病脉证并治第十四》：身肿而冷，状如周痹，胸中窒，不能食，反聚痛，暮躁不得眠，此为黄汗，痛在骨节。咳而喘，不渴者，此为脾胀，其状如肿，发汗即愈
心胸停痰，吐水，虚满，不能食者，茯苓汤主之	《金匮要略·痰饮咳嗽病脉证并治第十二》附方：《外台》茯苓饮：治心胸中有停痰宿水，自吐出水后，心胸间虚，气满不能食。消痰气，令能食
五劳虚极，羸瘦，不能食者，大黄䗪虫丸主之	《金匮要略·血痹虚劳病脉证并治》：五劳虚极羸瘦，腹满不能饮食，食伤、忧伤、饮伤、房室伤、饥伤、劳伤、经络营卫气伤，内有干血，肌肤甲错，两目黯黑。缓中补虚，大黄䗪虫丸主之
虚劳腰痛，小腹拘急者，八味丸主之	《金匮要略·血痹虚劳病脉证并治第六》：虚劳腰痛，少腹拘急，小便不利者，八味肾气丸主之
虚劳不足者，大薯蓣丸主之	《金匮要略·血痹虚劳病脉证并治第六》：虚劳诸不足，风气百疾，薯蓣丸主之
腹满痛，时减如故，此为寒，宜温之	《金匮要略·腹满寒疝宿食病脉证治第十》：腹满时减，复如故，此为寒，当与温药
下利，欲嚏不能，此腹中寒也	《金匮要略·腹满寒疝宿食病脉证治第十》：中寒，其人下利，以里虚也，欲嚏不能，此人肚中寒
胁下偏痛，脉弦紧，此寒也，宜大黄附子细辛汤温之	《金匮要略·腹满寒疝宿食病脉证治第十》：胁下偏痛，发热，其脉紧弦，此寒也，以温药下之，宜大黄附子汤
黄疸发热，烦喘胸满，口燥，又被火劫其汗，病从湿得，身尽热而黄，此热在内，宜下之	《金匮要略·黄疸病脉证并治第十五》：病黄疸，发热烦喘，胸满口燥者，以病发时火劫其汗，两热所得。然黄家所得，从湿得之。一身尽发热而黄，肚热，热在里，当下之
妇人能食，病七八日而更发热者，此为胃实气热，宜大承气下之	《金匮要略·妇人产后病脉证治第二十一》：病解能食，七八日更发热者，此为胃实，大承气汤主之

《局方发挥》	差异原文献出处及原文
产后七八日，若太阳证，小便坚满，此恶露不尽	《金匮要略·妇人产后病脉证治第二十一》：产后七八日，无太阳证，少腹坚痛，此恶露不尽
脉滑而数者，有宿食，当下之	《金匮要略·腹满寒疝宿食病脉证治第十》：脉数而滑者，实也，此有宿食，下之愈，宜大承气汤
苏子丸	《和剂局方·卷之三·治一切气》：紫苏子丸
草豆蔻丸	《和剂局方·卷之三·治一切气》：草豆蔻散
撞气丸	《和剂局方·卷之三·治一切气》：撞气阿魏丸
五套丸	《和剂局方·卷之四·治痰饮》：丁香五套丸
守金丸	《和剂局方·卷之三·治一切气》：守中金丸
壮脾丸	《和剂局方·卷之三·治一切气》：参苓壮脾丸
养正丹	《和剂局方·卷之五·治诸虚》：养气丹
守金丸，曰脾胃虚冷	《和剂局方·卷之三·治一切气》：守中金丸，理中焦不和，脾胃积冷，心下虚痞，腹中疼痛
接气丹之治真气虚	《和剂局方·卷之五·治诸虚》：接气丹：治真元虚惫，阴邪独盛，阳气暴绝，或大吐大泻，久痢虚脱等病
四神丹之治五脏	《和剂局方·卷之五·治诸虚》：治百病，补五脏，远疫疠，却岚瘴，除尸疰蛊毒，辟鬼魅邪气
苁蓉大补丸之治元脏元气虚	《和剂局方·卷之三·治一切气》：苁蓉大补丸：治元脏虚惫，血气不足，白浊遗泄，自汗自利，口苦舌干，四肢羸瘦，妇人诸虚，皆主之
通中散	《和剂局方·卷之六·治积热》：红雪通中散
鸡苏丸	《和剂局方·卷之六·治积热》：龙脑鸡苏丸
凉膈丸	《和剂局方·卷之六·治积热》：牛黄凉膈丸

《局方发挥》	差异原文献出处及原文
消毒饮	《和剂局方·卷之六·治积热》：消毒犀角饮
麻仁丸	《和剂局方·卷之六·治积热》：消毒麻仁丸
朝真丸	《和剂局方·卷之六·治泻痢》：朝真丹
胡粉丸	《和剂局方·卷之六·治泻痢》：神效胡粉丸
豆蔻丸	《和剂局方·卷之六·治泻痢》：豆附丸
止泻丸	《和剂局方·卷之六·治泻痢》：如神止泻丸

三、主要学术思想及临证特色

1. 批驳制药俟病弊端

《局方》为宋代裴宗元、陈师文等奉宋政府命组织编修的，共5卷，分二十一门，载方297首，大多为丸、散，系一部关于中成药的专书。因其可以据证检方，即方用药，使用方便，故"官府守之以为法，医门传之以为业，病者持之以立命"。可以说，在仲景之后至唐宋，医学发展的特点是在实践方面积累了丰富的经验，有《千金方》《外台秘要》《圣惠方》《圣济总录》等方书出现，《局方》是对繁多的方剂进行筛选和鉴定，使之由博返约，并以官方医疗机构的标准处方集形式颁布，患者可据病症选用成药。因其具有权威性和便捷性而风行一时，对医学的发展起到了一定的积极作用。《局方》中的许多方剂，不仅疗效确切，效果显著，而且至今仍在临床上发挥着重要作用。如凉膈散、紫雪丹、至宝丹、牛黄清心丸、逍遥散、附子理中丸、四君子汤、十全大补汤、参苓白术散、苏合香丸、失笑散、肥儿丸、藿香正气散、平胃散、八正散、二陈汤、川芎茶调散、小活络丹、戊己丸等，这些方剂适应病证范围广泛，疗效可靠，不仅广泛应用于宋代，而且在后世仍被普遍使用。这充分体现了《局方》具有延时效应。特别需要指出的是，《中国药典》（1985 年版）共载成方制剂 207 首，其中引用《局方》中的方剂竟达 22 首之多，占总数 10.63% 左右，而历史上影响较大的《伤寒论》中的方剂仅引载 5 首，约占总数的 2.42%。由此可见，《局方》的延时效应是不可低估的。但是细究其组方，虽于每方之下条列症状，但没有说明病因病机，立法简单，缺少变通，并勉之常服、久服，"世人习之以成俗"，故产生了诸多弊端。因此，丹溪针对"《局方》制药以俟病"的错误做法进行了辩驳。他在卷首明确指出："《和剂局方》之为书也，可以据证检方，即方用药，不必求医，不必修制，寻赎见成丸散，病痛便可安痊。仁民之意，可谓至矣！自宋迄今，官府守之以为法，医门传之以为业，病者恃之以立命，世人习之以成俗，然予窃有疑焉。"批评《局方》只在方后记述主治的证候、药物剂量、修制服用的方法，却不议论病因病机。朱丹溪认为："病者一身血气有浅深，体段有上下，脏腑有内外，时月有久近，形志有苦乐，肌肤有厚薄，能毒有可否，标本有先后，年有老弱；治有五方，令有四时；某药治某病，某经用某药；孰为正治、反治，孰为君、臣、佐、使。合是数者，计较分毫；议方治疗，贵乎适中。"如"集前人已效之方，应今人无限之病，何异刻舟求剑，按图索骥"。他分析小续命汤、地仙丹、润体丸等风门三十余方时谓："风者，百病之长，至其变化，乃为他病。又曰善行数变……至宝丹、灵宝丹论之，曰治中风不语，治中风语涩。夫不语与语涩，其可一例看乎？有失音不语，有舌强不语，有神昏不语，有口噤不语；有舌纵语涩，有舌麻语涩。治大肠风秘，秘有风热，有风虚，曾谓一方可通治乎？"他还明确批评《局方》泄、痢不分，概以钟乳健脾丸、朝真丸、赤石脂散等热涩为治，认为"泻痢与滞下，混同论治，实实虚虚之患，将不俟终日矣"，指明两者鉴别在"泄痢之病，水谷或化或不化，并无努责，惟觉困倦。若滞下则不然，或脓或血，或脓血相杂，或肠垢，或无糟粕，或糟粕相混，虽有痛、不痛、大痛之异，然皆里急后重，逼迫恼人"。因此，他在绪论中说"医者，意也"。强调人体的生理功能、病理变化千差万别、治疗各异。医之关键在于随机应变，如果用不变之成方应对千变万化之病情，则犹如刻舟求剑，按图索骥。丹溪认为临证治病，犹如对敌之将，操舟之工，必先求其得病之因，审其所犯何邪，视标本缓急，先后施治，所谓"病之有本，犹草之有根也"，尝谓"圆机活法，《内经》具举，与经意合者，仲景之书也"。赞扬仲景"因病以制方"，其诸方为万世法，善用者用其法，言中肯綮，有启后学。丹溪虽然责难《局方》"集前人已效之方，应今人无限之病"，但其弟子戴原礼所整理的《金匮钩玄》记录了丹溪临床经验，许多内伤杂病推崇使用二陈汤、四物汤为主，说明他自己在临床上对《局方》所载的方剂也并非完全否定，丹溪所批的是当时医生不知权变，生搬硬套，以为《局方》之方可包治百病，没有掌握辨证灵活加减而已。

2. 反对滥用香燥之品

丹溪师承河间学说，反对《局方》滥用辛香燥热之品，他说："今《局方》辛香燥热以类而聚之，未尝见其所谓远热也。"例如脾胃气滞当辨寒热，而《局方》"径以乌、附助佐丹剂，专意服饵。积而久也，血液俱耗，胃脘干槁。……遂使药助病邪，展转深痼"等。丹溪论述说"今观诸汤，非豆蔻、缩砂、干姜、良姜之辛宜于口，非木香、沉、檀、苏、桂之香宜于鼻……主者以此为礼，宾朋以此取快。不思辛香升气，渐至于散；积温成热，渐至郁火……"，可见当时以《局方》辛香燥热为时尚已成为一种流弊。故丹溪批评道："例用辛香燥热为方，不知权变，宁不误人？"明确对《局方》滥用辛香燥热之品提出质疑。又如气病及呕吐、噎膈、吞酸、痰饮等明显是热证，但《局方》却用安息香丸、五膈丸、丁沉煎丸、倍术丸等热药。故丹溪首先在绪论中阐述这些病证属热的机理，并以刘河间说为据，继而大量援引《金匮要略》中相关条文，归纳其治法，指责《局方》"用辛香燥热之剂，以火济火，实实虚虚"。从"阳常有余，阴常不足"观点出发，认为人体水不胜火，气升火炎，气病多属热，如果以寒论治，投以辛香燥热之剂，只是暂时得快，其原因是"气郁为湿痰，丹性热燥，痰湿被劫，亦为暂开，所以清快"。久服则自气成积，为痰饮、吞酸，继则痰夹瘀血，为痞、痛、呕吐、噎膈。即使是病人自言冷气上冲，也属"火极似水"，体现了以火热立论的学术思想。然后指出丹药助火，"阴血愈耗，其升愈甚"。近年有人提出丹溪批驳《局方》"例用辛香燥热"有偏见之倾向。认为《局方》用药并非一派香燥，从《局方》所载的467味药物来看，其中辛温药为176味，平性药为107味，而寒凉药则为184味，寒凉药占近1/3。如从牛黄清心丸、八正散、凉膈散、紫雪、牛黄凉膈丸、红雪通中散、龙脑饮子、甘露丸及消毒麻仁丸等方来分析，即以寒凉药为主，而主治热病。即使是治疗寒性病的方剂，如回阳救逆之黑锡丹也伍用了苦寒的川楝子、寒凉的朱砂，以防温燥太过。其实应该看到，丹溪的批评主要是针对其聚辛香燥热为一体或燥热金石并用之方，而并非全面否定

《局方》，这从其证治亦选用《局方》方药即可看出。但《局方》辛香燥热药出现频率之多是不容忽视的，有些方剂全属辛燥，于仲景立法相去甚远，后世已多不用。因此，丹溪之评还是有一定道理的。

3. 主张脾胃清养之法

人体气血的充盛，有赖于水谷的滋养。而水谷之滋养气血，又与脾胃的运化息息相关。因此，丹溪非常重视对脾胃的调理。他认为："胃为水谷之海，多血多气，清和则能受；脾为消化之气，清和则能运。"说明脾胃位处中焦，职司运化，当其一虚，枢机失职，升降无权，则"当升者不得升，当降者不得降，当变化者不得变化，中焦之气结聚，不得发越"（《金匮钩玄·六郁》）而成六郁之证，即所谓"气为之病，或痞或痛，不思食，或噫腐气，或吞酸，或嘈杂，或膨满"。临证表现多端，或痞或胀，或痰或饮，甚而积聚癥瘕，凡此种种，病本皆在中焦。如果此时"医者不察，犹执为冷，翻思前药，随手得快，至此宾主皆恨药欠燥热，颙伺久服，可以温脾壮胃，消积行气，以冀一旦豁然之效"，势必造成"反得香热之偏，助气血沸腾。其始也，胃液凝聚，无所容受；其久也，脾气耗散，传化渐迟。……积而久也，血液俱耗，胃脘干槁。其槁在上，近咽之下，水饮可行，食物难入，间或可入亦不多，名之曰噎；其槁在下，与胃为近，食虽可入，难尽入胃，良久复出，名之曰膈，亦曰反胃。大便秘少，若羊矢然，名虽不同，病出一体。……第恨医者不善处治，病者不守禁忌，遂使药助病邪，展转深痼，去生渐远，深可哀悯。"因此，他在《局方发挥》中也反复强调脾胃不宜辛香燥热，主张"清养脾胃"为当。此论实际上开创了后世脾胃养阴学说之先河。

在具体临证用药上，丹溪着眼于调理脾胃，以畅达气机，扶持元气，使中气复而元气足、阴火敛而相火降。认为补阴精必补胃气，脾胃得以"清养"，方能收养阴之功。故他往往在临证加入姜、枣调护中脏，清养脾胃，因姜枣相配性温和，能温和脾胃，补养脾胃之气阴。此外，丹溪还常于"四物汤中倍加白芍，佐以陈皮，健脾行气，清养脾胃"。

4. 注重中风辨别论治

中风病因复杂，其病因研究在唐宋以前，主要以"外风"学说为主，多从"内虚邪中"立论，唐宋以后，特别是金元时期，才突出以"内风"立论，其中刘河间力主"心火暴甚"，李东垣认为"正气自虚"，这是中风病因学说上的一大转折，完善了对中风病因的认识。丹溪在《局方发挥》第二部分中首先指责《局方》对中风识证用药之非，他说：《局方》本为外感立方，而以内伤热证混同出治，其为害也，似非细故。"这是针对《局方》中"治诸风"一卷而言。剖析《局方》中治诸风一卷，诸风不仅指外感而言，其中也包括中风在内。该卷中的至宝丹、灵宝丹、牛黄丸、雄朱丸、小续命汤、铁弹丸、大圣一粒金丹、省风汤、三生饮、大醒风汤、四生丸等方，均明确标以治卒中、中风等病。丹溪举例质疑《局方》中"润体丸等三十余方，皆曰治诸风，治一切风，治一应风，治男子三十六种风，其为主治甚为浩博，且寒热虚实，判然迥别，一方通治，果合经意乎？果能去病乎？龙虎丹、排风汤俱系治五脏风，而排风又曰风发，又似有内出之意"。因此，他集众家之论，主张"湿痰生热"。他立足于河间火热论阐述中风病因病机，提出岐伯、仲景、孙思邈所言之风属外感，刘河间所言之风指内伤热证，与《内经》痿证相合。他说："大率主血虚有痰，以治痰为先，次养血行血，或作血虚挟火与湿。大法去痰为主，兼补姜汁不可少。《内经》曰：邪之所凑，其气必虚。刘河间以为内伤热病，张仲景以为外邪之感。风之伤人，在肺脏为多。半身不遂，大率多痰。痰壅盛者，眼歪斜者，不能言者，法当吐。轻者，醒者，瓜蒂散、稀涎散；或以虾半斤人酱、葱、椒等煮，先吃虾，后饮汁，探吐之，引出风痰。"（《丹溪治法心要》）说明了痰湿壅盛型中风的论治，从而提出泻火补水的治疗大法，并强调视其兼夹而灵活制方，在中风的急性阶段及对后遗症的辨证论治、处方用药等方面，均具有独特的理论和特殊的疗效。以后王安道继承古人及丹溪中风学说，经过大量临床实践，首先提出了"真中风"和"类中风"的概念，使中风的定义有了新的认识，是对丹溪学说的进一步发展。

5. 倡导泻南补北治痿

痿证是指肢体筋脉弛缓、软弱无力，日久因不能随意运动而致肌肉萎缩的一种病证。《内经》对痿证的记载比较详细，从病因病机、证候特点、治疗方法等方面分为皮痿、脉痿、筋痿、肉痿、骨痿，其主要病理为"肺热叶焦"，或"因于湿，首如裹；湿热不攘，大筋软短，小筋弛长，软短为拘，弛长为痿"。明确提出"治痿独取阳明"的治疗大法。后世医家对本病有专题论述，特别是张子和在《儒门事亲》中把风、痹、厥证的证候特点与痿证做了详细鉴别，提出"痿病无寒"论点。朱丹溪在此基础上则更进一步扩充了张子和的学说，他在《局方发挥》绪论中指出，由于《局方》用治风之药通治诸痿证，而造成世人将风病同诸痿证混淆。认为《素问·风论》篇所论的风是指外感，"无瘫痪、痿弱……语涩、不语之文"，以纠正"风痿混同"之弊。丹溪在《局方发挥》第一个问答中对《局方》在治风之外，又言"神魂恍惚、起便须人、手足不随、神志昏愦、瘫痪弹曳、手足筋衰、眩晕倒仆、半身不遂、脚膝缓弱、四肢无力、颤掉拘挛、不语、语涩、诸痿等证，悉皆治之"的做法提出质疑。他认为昏惑、瘛疭、瞀闷、暴喑等症皆属于火，四肢不举、舌本强、痰涎有声等症皆属于土，都是湿热内伤之病，当作诸痿治之。并对《局方》至宝丹、灵宝丹所治病症逐一辨析，以见《局方》以一方通治且用药燥悍香窜的弊端。故他根据《素问·痿论》"五脏因肺热叶焦，发为痿躄"的理论，继承东垣治痿之经验，认为诸痿皆起于肺热，只宜补养，如果用治外感风邪之方治之，难免实实虚虚之祸。从而提出"泻南方，补北方"的治痿原则，对后世影响颇深，至今仍有参考价值。

　　总之，《局方发挥》是以《内经》理论及仲景之学、河间之说等为依据，对《局方》进行的论辩和质疑，旨在纠正时弊。丹溪在该书中强调人体的生理功能病理变化千差万别、治疗各异，医之关键在于随机应变，批评《局方》只在方后记述主治的证候、药物剂量、修制服用的方法，却不议论病因病机，是用一方通治诸病，用不变之成方以应千变万化之病情。《局方发挥》一书中，丹溪继续倡导"相火"及"阳有余阴常不足"二论，批驳《局方》用药偏燥热，更批评当时医学界不研求医理的社会习俗，其主旨在于阐述滋阴派的学术观点和辨证论治的精神。虽激烈之辞不绝卷中，但对纠正当时形成的不辨证用药，滥用《局方》方剂之流弊，起了一定的积极作用。

《浙派中医丛书》总书目

原著系列

格致余论	重订通俗伤寒论
局方发挥	规定药品考正·经验随录方
本草衍义补遗	增订伪药条辨
金匮钩玄	三因极一病证方论
推求师意	察病指南
金匮方论衍义	读素问钞
温热经纬	诊家枢要
随息居重订霍乱论	本草纲目拾遗
王氏医案·王氏医案续编·王氏医案三编	针灸资生经
随息居饮食谱	针灸聚英
时病论	针灸大成
医家四要	灸法秘传
伤寒来苏全集	宁坤秘笈
侣山堂类辨	宋氏女科撮要
伤寒论集注	宋氏女科·产后编
本草乘雅半偈	树蕙编
本草崇原	医级
医学真传	医林新论·恭寿堂诊集
医贯	医林口谱六治秘书
邯郸遗稿	医灯续焰

专题系列

丹溪学派	伤寒学派
温病学派	针灸学派
钱塘医派	乌镇医派
温补学派	宁波宋氏妇科
绍派伤寒	姚梦兰中医内科
永嘉医派	曲溪湾潘氏中医外科
医经学派	乐清瞿氏眼科
本草学派	

品牌系列

杨继洲针灸	新浙八味
胡庆余堂	楼英中医药文化
方回春堂	朱丹溪中医药文化
浙八味	桐君传统中药文化